DISSERTATION

OU

LETTRE

ECRITE A MONSIEUR POIRIER Conſeiller ordinaire du Roy en ſes Conſeils d'Etat & Privé, premier Medecin de Sa Majeſté, & Surintendant General des Eaux, Bains, & Fontaines minerales & medecinales de France.

Par M. MICHEL ESTARD, *Conſeiller Medecin du Roy, aggregé au College de Meſſieurs les Medecins de Roüen, touchant la nature & les effets des Eaux minerales & medecinales de S. Paul de Roüen.*

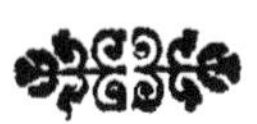

A ROUEN,
Chez FRANÇOIS VAULTIER, Imprimeur-Libraire, ruë aux Juifs.

MDCCXVII.

AVEC PERMISSION.

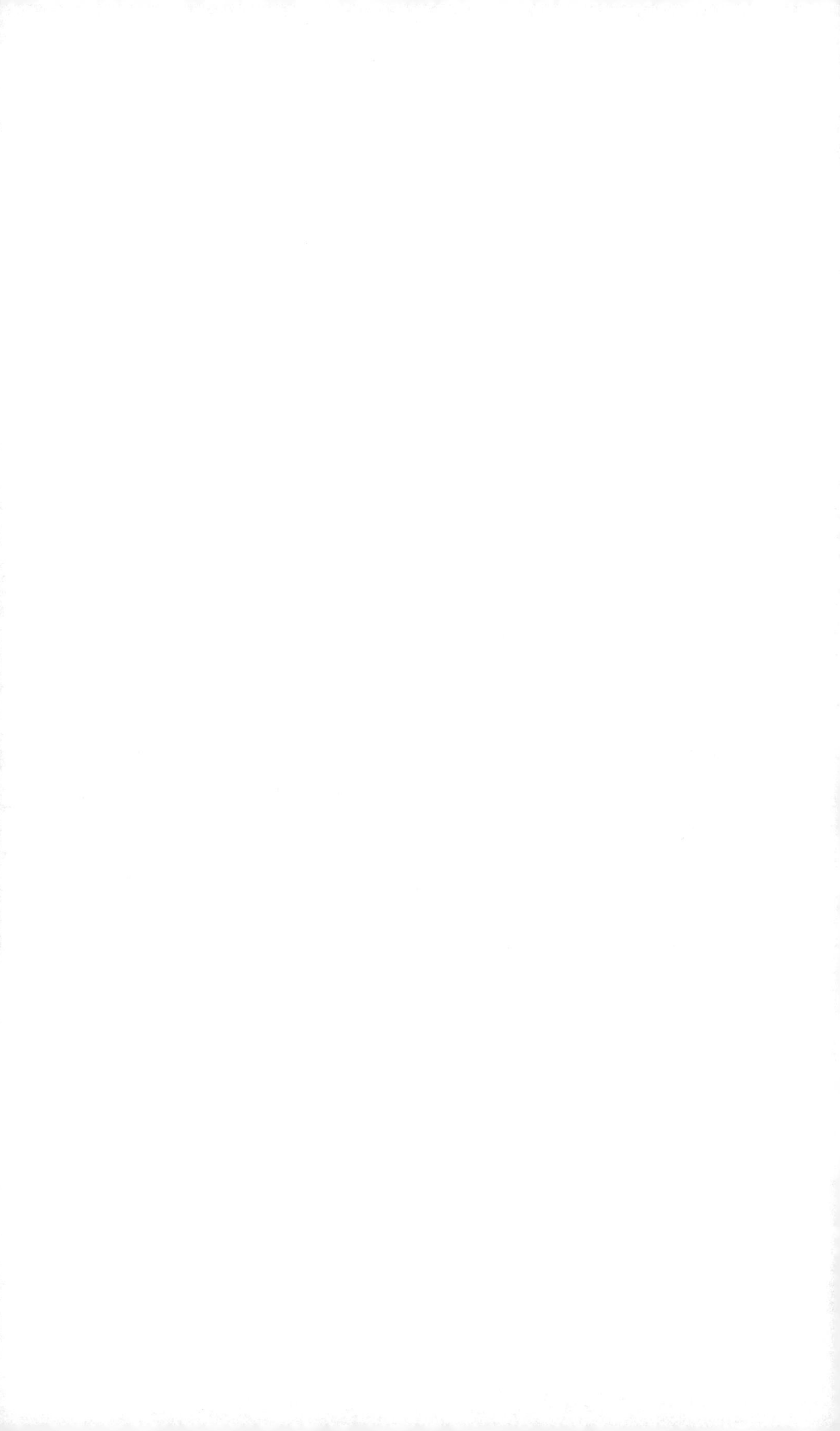

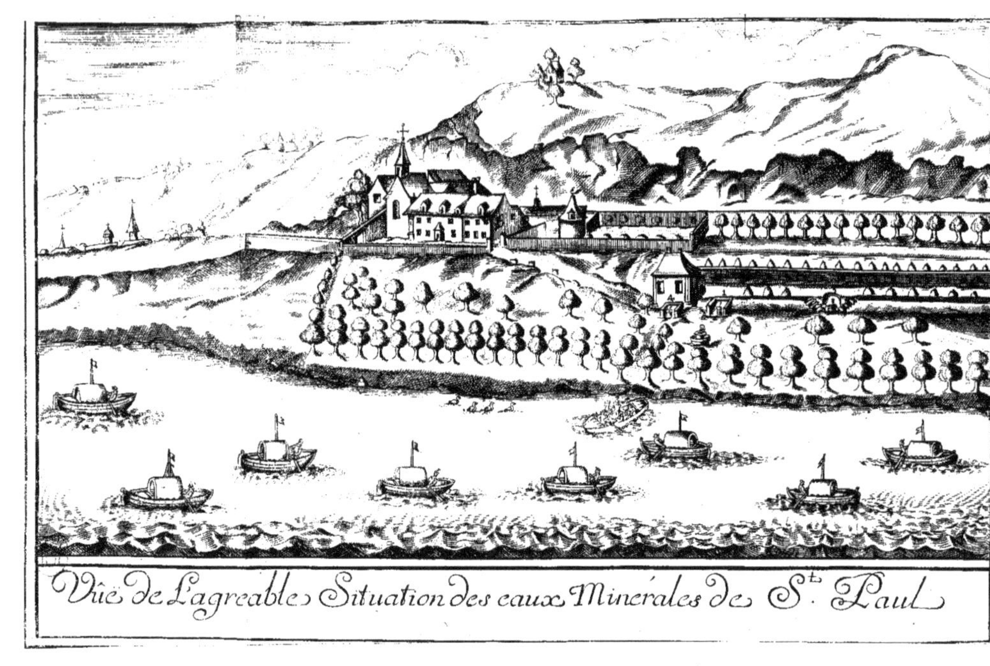

Vüe de L'agreable Situation des eaux Minérales de St. Paul

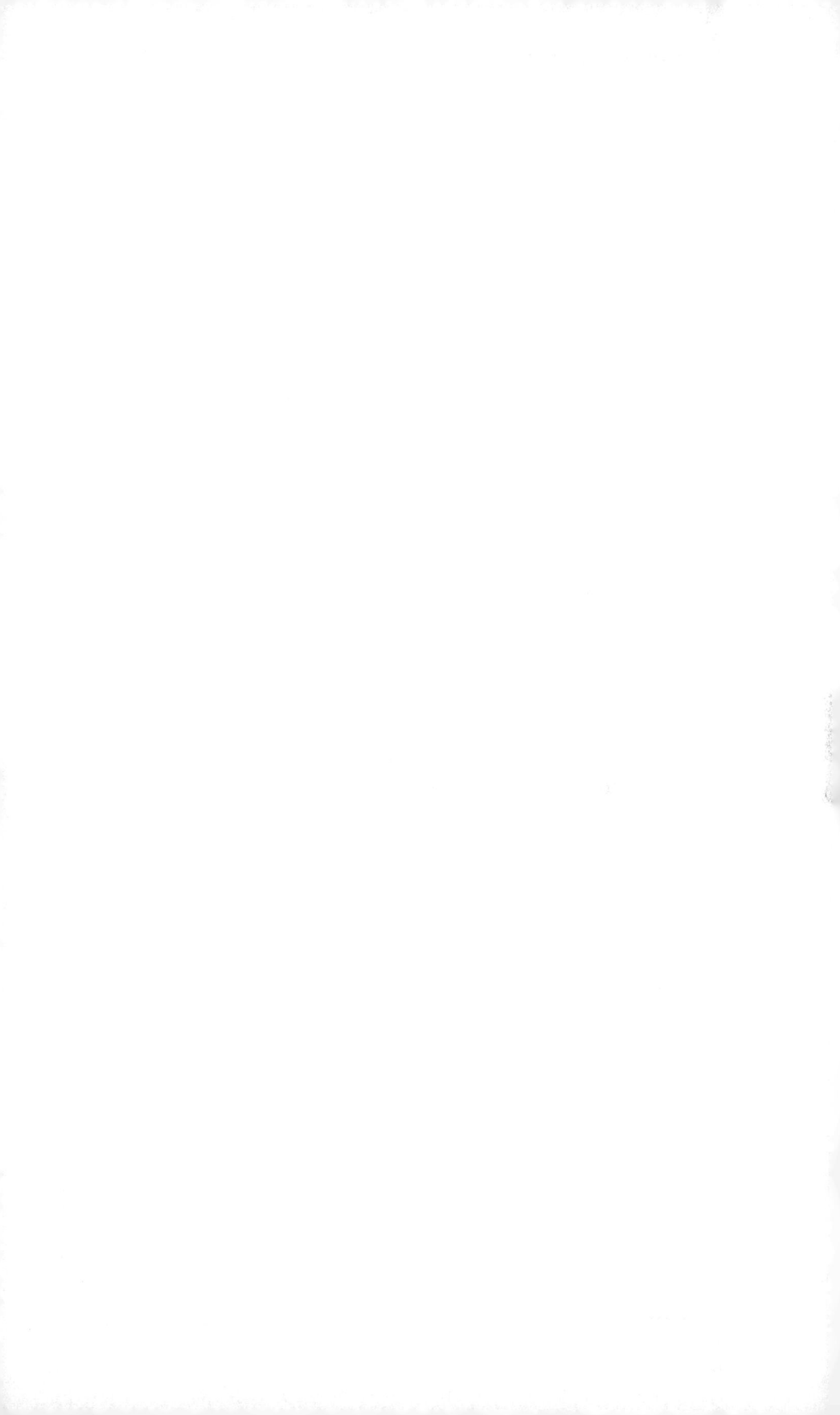

DISSERTATION
OU
LETTRE

ECRITE A MONSIEUR POIRIER Conseiller ordinaire du Roy en ses Conseils d'Etat & Privé, premier Medecin de Sa Majesté, & Surintendant General des Eaux, Bains, & Fontaines minerales & medecinales de France.

Par M. MICHEL ESTARD, *Conseiller, Medecin du Roy, aggregé au College de Messieurs les Medecins de Roüen, touchant la nature & les effets des Eaux minerales & medecinales de S. Paul de Roüen.*

MONSIEUR,

Qui n'auroit crû, que les épreuves qui ont été faites de vos Eaux minerales & medecinales de S. Paul de Roüen, par Messieurs les Docteurs Regents de la Faculté de Medecine de Paris, auroient dû suffire pour vous déterminer absolument en leur faveur? Mais vous n'agissez qu'avec prudence, vos décisions suivent la reflexion, & vous êtes persuadé que ces sortes d'Eaux minerales étant transportées perdent beaucoup de leur qualité. C'est sans doute ce qui vous a déterminé à créer pour Intendant de ces Fontaines un Medecin du College de Roüen, qui eût vû les cures que ces Eaux ont faites, & qui fût en état de faire sur le lieu les experiences necessaires pour vous informer à fond & de leur nature & de leurs effets. Je ne répondrai à la preference de vôtre choix, que par l'exactitude & la fidelité à vous rendre compte de mon emploi. Voici le premier fruit de mon attention; c'est l'histoire de vos Fontaines, que je prens la liberté de vous communiquer.

Ces Fontaines sont au nombre de quatre, situées dans l'ordre que les represente le plan que j'ai attaché à cette Lettre. Je vous les ferai connoître sous les noms de la premiere, la seconde, la troisiéme, & la quatriéme. Je tire cette dénomination des differens degrez de leur force, je veux dire du plus ou du moins du mineral qu'elles contiennent : de cette maniere il sera aisé à Messieurs les Medecins de déterminer le choix de ces Fontaines dans les maladies où ils les jugeront convenables, comme de la plus forte ou la plus chargée du mineral sous le nom de la premiere; de la plus foible sous le nom de la quatriéme, & ainsi des deux autres.

Du pied d'une grosse montagne appellée Sainte Catherine sortent ces Fontaines si salutaires, & d'une telle façon que la pureté de leurs eaux n'est jamais alterée par le mêlange des eaux du Ciel. Les ruisseaux fort petits de ces Fontaines sont conduits dans la riviere de Seine, qui est voisine & située bien au-dessous du niveau de ces ſources. Le Soleil en ſon plein midi lance directement ſes rayons ſur ces belles nymphes après les avoir échauffées peu à peu preſque dès ſon lever, & paroît ne les quitter qu'à regret, lorſqu'il eſt forcé de ſe coucher.

Je ne toucherai que ſuperficiellement la beauté du lieu qu'elles habitent. Les vûës en ſont magnifiques, la riviere de Seine borne d'un côté ce terroir, & de l'autre eſt la Montagne ci-deſſus ; d'un bout on découvre la ville de Roüen, & de l'autre des jardins & des maiſons de plaiſance. Le plan que vous avez abregera tout ce que je pourrois ajoûter.

Comme la ſaiſon des eaux eſt aſſez ſouvent traverſée par des pluyes, ou des chaleurs extrêmes, ou même par le froid, on a le plaiſir de trouver dans cet agreable réduit, & la maiſon de M. Paumier vôtre Garde Fontainier, & un fort beau ſalon qu'il a fait bâtir tout proche des

Fontaines, dans lequel on ſe met commodément à couvert contre les injures de l'air. La diſpoſition de ces appartemens eſt auſſi fort avantageuſe pour les Bûveurs, qui ſont obligez de faire chauffer leurs eaux. La diſtance des mûrs de Roüen aux Fontaines n'eſt pas de plus de cent pas, & encore trouve-t'on les moyens de ſoulager les gens de condition, & les perſonnes délicates, en les faiſant porter par terre, en caroſſe, ou en chaire à porteurs; ou par eau dans une infinité de petits bâteaux couverts, qui ſe trouvent le long de la Riviere.

Ces Fontaines ne ſont pas toutes une nouvelle découverte. Il y a plus de cent cinquante ans que la S. Paul (que j'appellerai la troiſiéme en degré de force) avoit ſa réputation acquiſe; & de ce qu'elle l'a toûjours conſervée, il faut conclure que l'uſage qu'on en a continué depuis avec ſuccés, lui a merité la preference ſur toutes les autres Fontaines, dont Duval Medecin de nôtre College a fait la description avec éloge dans son Hydrotherapeutique qu'il fit imprimer en 1603. & lesquelles sont détruites à present jusques à leur nom. Il est vrai que l'avarice ou le caprice condamnable des Proprietaires de ces Eaux qui en ont refusé l'usage, ont beaucoup contribué à cette perte publique. Ce même Auteur, qui a presque vû naître en France l'usage des Eaux minerales ferrugineuses, pretend avoir des preuves justificatives, qu'une des Fontaines d'Eau-plet avoit été construite par les Romains. Il est certain, suivant Pline le second, qu'ils affectionnoient singulierement ces Eaux minerales; ainsi ils ont pû s'en servir à Roüen, lors-qu'ils dominoient dans les Gaules. Quelques-uns de mes Confreres m'ont assûré, que cette Fontaine est celle qu'on voit encore aujourd'hui à trente pas des vôtres dans le Jardin de Messieurs le Gendre Brigadiers des

Armées du Roy, & que Duval appelloit la Fontaine Voisin, dont il faisoit un cas infini : mais elle a beaucoup perdu de son merite depuis les travaux qu'on a faits pour rendre cette place, le plus beau Jardin de tout ce Pays.

Il importe peu au reste pour l'utilité du Public, que ces Fontaines soient si anciennes. La principale question est de sçavoir si elles sont bonnes ; & en effet les trois autres Fontaines, la premiere, la deuxiéme, & la quatriéme n'ont pas plus de dix années d'âge & d'experience ; & cependant elles ont chacune en leur espece autant de réputation que la S. Paul ou la troisiéme, qui coule comme je l'ai dit plus d'un siecle & demi avant elles. Les premieres mines d'or & d'argent qui ont paru, n'ont pas fourni les métaux les plus purs : il s'en est trouvé depuis dans le nouveau Monde, qui sont autant ou plus estimées que les premieres ; & ce qui est ancien à preſent, a été nouveau autrefois.

Ce qui merite vôtre attention, Monſieur, c'eſt que tout le terroir qui environne la montagne Sainte Catherine du côté du Midy eſt rempli de petites ſources, qui donnent des Eaux minerales de pareille nature à celles de S. Paul. Preuve inconteſtable que la miniere dont elles viennent, eſt fort étenduë & bien chargée des principes mineraux qui y dominent : & ces principes ſont d'une nature ferrugineuſe, c'eſt ce que j'ai à démontrer aprés que je vous aurai expoſé mon opinion ſur la maniere dont ſe forment les Eaux minerales.

Syſtême ſur la formation des eaux minerales.

On pretend dans le ſentiment commun, que l'eau pure paſſant lentement au travers des minieres ſe charge d'une partie des principes conſtitutifs des mineraux ou des métaux. Les Modernes ajoûtent que cette eau n'eſt point ſimple ou alimentaire, quand elle arrive aux minieres, & qu'elle doit être impregnée d'un menstruë convenable pour produire la dissolution, & tirer une teinture radicale de ces mineraux. Les uns disent, que ce dissolvant est simplement acide; & les autres veulent qu'il soit partie acide, & partie alkali volatil & sulfureux, comme plus propre à la décomposition de ces substances minerales & metalliques. Mais soit que ces eaux soient pures, ou qu'elles ne le soient pas lorsqu'elles sont portées à la miniere; je réponds que si la chose se faisoit suivant la méchanique qu'on propose, il s'ensuivroit infailliblement que par succession de temps les minieres seroient épuisées, & que la qualité des Eaux minerales diminuëroit sensiblement; d'ailleurs ces Messieurs n'assignent point de ressources constantes & positives, d'où ces menstruës pourroient tirer leur origine; il y a donc des secours fixes & déterminez, qui doivent reparer cette dissipation; sçavoir quels ils ſont, c'eſt la queſtion ?

Pour moy, je ne vois que l'air ou la mer capables de le faire ; celui-là par une partie du ſel univerſel dont il eſt chargé ; & celle-ci par une autre partie du même ſel qui eſt uni à ſes eaux. Et encore comment concevoir que les molecules du ſel aërien puiſſent penetrer le prodigieux volume de la terre qui couvre les minieres, & d'une façon ſi juſte & ſi preciſe qu'il en ſupplée autant qu'il s'en diſſipe journellement, c'eſt ce qui ne ſe comprend pas ? D'ailleurs comme il ſe fait des fermentations ſecretes dans les entrailles de la terre (quelquefois elles ne ſont que trop évidentes par les deſordres qu'elles produiſent ;) il s'enſuit que la terre tranſpire. Il ſe fait donc de plus une autre diſſipation des ſubſtances minerales & metalliques, qui s'exhalent hors la terre : & toutes ces diſſipations font ſuppoſer de puiſſantes reſſources pour les reparer ; & elles doivent

être

être autres que celles que l'air pourroit donner. Car il y a bien de l'apparence même que l'atmosphere de l'air que nous respirons, reçoit la meilleure partie de son sel des vapeurs de la terre & des exhalaisons de la mer, à laquelle il est restitué en partie, & en partie aux eaux qui s'y rendent. C'est pourquoi je pense que la mer seule peut reparer ces dissipations par ses sels, & ses autres principes. Voici le fondement de mon systême.

Il est dit au premier Chapitre de la Genese, que Dieu aprés avoir créé la lumiere & le firmament, forma la terre d'une portion de l'eau qui compose la mer. Car, suivant le Texte sacré, les eaux ayant été partagées pour occuper le dessus & le dessous du firmament; de celles qui étoient au dessous, il en rendit une partie aride, & ce fut la terre. Il est évident que la portion d'eau qui devint aride, étoit de la même nature que celle dont elle avoit été ſeparée, qui eſt la mer, & ainſi elle étoit chargée de ſels. Il eſt vraiſemblable auſſi que l'Immortel diſtribua ces ſels, & les raſſembla plus abondamment ſuivant ſa ſageſſe en differens endroits de la maſſe aride, où il plaça les minieres de tous les mineraux & des métaux.

Cela poſé, j'ajoûte qu'on peut ſe faire une idée du globe terreſtre, à peu prés pareille à celle qu'on a du corps humain ; & que la nature étant ſimple, & agiſſant toûjours ſuivant les mêmes loix, elle a établi une circulation d'eau dans le globe terreſtre dans l'inſtant de ſa formation, de la même maniere qu'elle a établi la circulation du ſang dans le corps de l'homme. En effet, ne découvre-t-on pas des canaux ſoûterrains qui charrient l'eau, comme les arteres font le ſang du centre, je veux dire de la mer à la circonference de la terre ? Ce ſont eux qui produiſent les ſources qui finiſſent où commencent les ruiſſeaux ; ceux-ci font ſes rivieres, & celles-là ſes fleuves qui font l'office de veines en reportant continuellement l'eau de la peripherie au centre, & ſans que le vaſte volume de la mer ait augmenté depuis la creation de l'univers.

La premiere cauſe motrice de cette circulation eſt ſon premier Auteur, qui a creé dès le commencement le monde aſpectable tel qu'il eſt. C'eſt pourquoi ce qui s'y fait preſentement, ne ſe fait que parce qu'il a commencé de ſe faire ; & ſi l'eau circule dans la terre, c'eſt qu'elle a commencé d'y circuler. La peſanteur de l'eau & de l'air ſont les cauſes phyſiques qui executent ce mouvement, auſſi-bien que le mêlange de l'air avec l'eau. La vertu élaſtique de celui-là excitera facilement la mobilité naturelle de celle-ci.

Il eſt viſible que dans le tourbillon que nous habitons, l'air, l'eau, & la terre ſe prêtent des ſecours mutuels ; ſçavoir ſi les autres comme celui de la Lune, du Soleil, &c. ne ſont point en commerce avec le nôtre, je n'entre point dans cette question, elle ne me paroît point absolument necessaire pour la matiere dont il s'agit. Je dis seulement que comme le corps humain est conservé dans son état naturel, & que toutes ses dissipations sont reparées par le moyen de la circulation du sang orné de ses principes constitutifs; les mineraux & les métaux sont entretenus dans les minieres par la circulation de l'eau, chargée de ses terrestreitez, de l'air, & de ses sels naturels.

Pour concevoir comment la chose se fait, il faut premierement remarquer que l'eau de la mer n'est pas seulement impregnée de sels acides fixes & volatils : il s'y trouve encore des substances sulfureuses, & une assez grande quantité de molecules terrestres. La nourriture qu'elle fournit à un nombre indéfini de poissons, même d'un volume immense, justifie suffisamment ce que j'avance : Et si on fait attention à une odeur agreable, comme de violette que répandent plusieurs masses de sel entassées les unes sur les autres, il demeurera constant que le sel de la mer est uni & incorporé avec des souffres bien volatils, puisque cette odeur se fait appercevoir à plus de mille pas de distance.

En second lieu, il faut considerer les minieres comme des matrices plus ou moins vastes, qui contiennent des masses minerales & metalliques proportionnées; & ces masses sont composées à peu près comme les visceres, de petits corps glanduleux, ou de lobules attachez ensemble & enveloppez par certaines terres dont la singularité fait la difference des mineraux & des métaux, qui vrai-semblablement ne different entr'eux que du plus au moins. J'ajoûte que les mines des minieres ferrugineuses, d'où coulent les eaux minerales ne sont pas si cuites, ni si solides que celles qu'on employe dans les fourneaux pour faire le fer.

Bien plus, il eſt trés-rare d'avoir vû ſortir des Fontaines minerales des minieres dont les mines ſont parfaites : l'inſpection de cès mines même en fait foy.

Enfin il faut convenir qu'il n'eſt point de corps ſublunaire parfaitement ſolide, ni abſolument poli.

Je m'explique donc preſentement en diſant que les eaux ſalino-ſulfureuſes de la mer ne peuvent circuler dans les minieres & dans les mines, ſans que par leur mouvement continuel, & par les ſecouſſes inévitables de leurs corpuſcules ſalins & terreſtres contre les inégalitez des fibres minerales & metalliques, il ne ſe faſſe ici des ébranlemens de certains molecules, & là des détachemens de quelques autres qui ſont emportez par le courant des eaux, & leſquels ſont à l'inſtant remplacez par les molecules des principes dont ces mêmes eaux ſont chargées, & dont la grandeur & la figure doivent être d'autant plus convenables pour occuper ces petits vuides, que ces principes ont acquis dans leur centre & dans leur route par des fermentations ſecretes, les diſpoſitions neceſſaires pour faire ces mutations & ces échanges qui ſe font regulierement, & ſuivant les loix qu'il a plû d'établir au Createur, qui geometriſe toûjours avec poids & meſure par le moyen de la nature comme cauſe ſeconde. N'eſt-ce pas ſuivant ces mêmes loix que ſe font la nutrition & les autres mutations de nôtre corps ? Les vegetaux en reconnoiſſent-ils d'autres ? Pourquoi donc en ſuppoſer de particulieres pour les mineraux & les métaux, qui vivent en leur maniere comme les autres êtres vivent dans la leur ?

Il reſulte de ce raiſonnement, que les eaux de la mer, aprés avoir penetré & parcouru les fibres des mines, ſe raſſemblent étant impregnées des principes actifs & paſſifs des ſubſtances minerales ; qu'elles coulent comme par des vaiſſeaux excretoires ou lymphatiques, & couleront toûjours également sans diminution de leurs qualitez ni des mineraux, à la sortie de certaines minieres vers la superficie de la terre pour l'utilité des humains ; & qu'elles feront enfin les Fontaines minerales, dont les eaux varieront suivant la varieté des mines par où elles auront passé. C'est pour cette raison qu'en certains pays elles seront nitro-sulfureuses & chaudes comme à Bourbon, Bourbonne, &c. en d'autres lieux elles seront vitriolées comme à Spa & à Pougues, &c. ailleurs elles seront ferrugineuses comme à S. Paul de Roüen, à Forges, & en cent endroits de nôtre Province.

Que j'aye la vanité de penser qu'on ne puisse former des objections contre ce systême, j'en suis fort éloigné. Il ne doit non plus en être exempt que tous les autres qui ont paru jusqu'ici. La difficulté de penetrer les mysteres de la Nature, eſt la cauſe de la varieté des ſentimens, & je ne propoſe le mien que comme une idée qui m'eſt venuë plûtôt qu'une autre. Si elle a vôtre approbation, Monſieur, je ſerai récompenſé avec uſure; car elle ne m'a coûté que le plaiſir de vous en informer.

Epreuves des Anciens & des Modernes.

Je reviens donc à vos Eaux. Pluſieurs experiences feront demeurer conſtant qu'elles ſont d'une nature ferrugineuſe; permettez-moi d'entrer dans ce détail. Ces Eaux à la vûë ſont auſſi claires que l'eau de roche: celles de la premiere & de la ſeconde Fontaine portent au nez une odeur d'un ſouffre ferrugineux aſſez ſenſible: toutes ont un goût de fer ſi expreſſif, qu'il ne laiſſe aucun doute de leur ferruginoſité. Cette ſaveur finement auſtere eſt ſuivie d'une aſtriction dans la bouche qui dure plus que le ſouvenir de les avoir priſes.

Le 15. de Février dernier qu'il faiſoit un beau temps, & qu'il avoit bien gelé la nuit, aprés avoir goûté les eaux, je m'avisai de continuer mes observations, & je pris douze grands verres, j'en destinai trois pour chaque Fontaine, que je marquai. Je les rangeai par ordre dans une même ligne sur un long banc qui se trouva au bord d'une des Fontaines. J'avois de la noix de galles en poudre dozée à un grain, demi grain, & un quart de grain. Dans le premier verre de chaque Fontaine j'y mis le grain de noix de galles; dans le second, le demi grain; & dans le troisiéme, le quart de grain. Je versai ensuite dans chaque verre un demi septier d'eau pesant huit onces: j'observai ce qui suit. Dans le même instant que je versai l'eau, elle prit couleur & aussi vîte dans tous les verres à un quart de grain, comme à demi grain & à un grain.

Je donnai le nom de la premiere Fontaine à celle dont les trois verres se suivoient les plus également chargez de la teinture de la noix de galles : parce-que j'avois auſſi remarqué un moment avant cette épreuve qu'elle avoit au-deſſus de toutes les autres Fontaines beaucoup plus de l'odeur ſulfureuſe & de la ſaveur du fer. Il avoit plû à Meſſieurs mes Confreres de lui donner dans leur Diſſertation du 11. Juin 1708. le nom de l'Argentée.

Sa teinture à un grain donnoit un gros violet pourpre approchant d'une forte couleur amarante foncée : à demi grain, un violet foncé tirant ſur le pourpre : à un quart de grain, un beau violet, mais plus clair que le precedent & un tant ſoit peu pourpre.

La ſeconde qui me parût meriter ce nom, eſt celle qu'on appelloit la Dorée. Il faut convenir qu'étant ſituée dans un lieu un peu bas, les inondations de la riviere qui viennent juſqu'à ſon baſſin dans l'hyver, lui font tort dans cette ſaiſon ſeulement ; car dans l'été cet accident ne lui arrive jamais : cependant malgré quelque alteration que je remarquai dans sa limpidité naturelle, elle ne laissa pas de fournir à un grain, une forte teinture violette foncée & un peu pourpre; à demi grain elle avoit une couleur d'un violet obscur, & un peu moins pourpre; à un quart de grain, un beau violet pur. Son goût de fer dominant aprés la premiere Fontaine avec un peu de cette odeur sulfureuse, étoit relatif au rang que je lui donne. Peut-être ses prérogatives augmenteront-elles dans les experiences de l'été, comme je l'ai déja remarqué, car on lui avoit donné le premier rang autrefois pour sa grande teinture; mais elle n'a jamais eû l'odeur si vive, ni le goût si fort que la precedente.

L'ancienne Fontaine la S. Paul ne peut être regardée que comme la troisiéme, & par son goût & ses couleurs. J'ai eu même de la peine à me déterminer à lui donner la preference sur la derniere ou la quatriéme.

triéme. Je n'ai decidé que parceque son premier verre à un grain l'emportoit sur le premier verre de la suivante : car les deux autres verres à demi grain & un quart de grain étoient inferieurs en teinture à ceux de la quatriéme ; mais son goût de fer plus fort que celui de l'autre, lui a donné sa place. A un grain, c'est un beau violet un peu pourpre : à demi grain, un violet pur, mais moins comme de moitié ; & à un quart de grain, un violet diminué suivant la même proportion.

La quatriéme est enfin celle qu'on nommoit la Celeste ; sa couleur à un grain represente un beau vin rouge : à demi grain, c'est la même couleur moins foncée ; & à un quart de grain, la même couleur & fort claire. Le goût est celui des autres Fontaines, mais inferieur. Toutes ces Fontaines ne m'ont paru differer entr'elles qu'avec des proportions aussi exactes que d'un à deux. Et lorsque j'ai observé la couleur pourpre dans les trois premieres Fontaines, c'étoit en regardant horizontalement tous ces verres au beau jour. Ils étoient tous d'une transparence parfaite: mais si on regardoit ces couleurs du haut en bas du verre [je veux dire par la superficie] c'étoit un violet si foncé, qu'il en paroissoit noir.

Je voulus voir ce qui se passeroit par l'addition de l'esprit de vitriol très-fort, & successivement par le mêlange de l'huile de tartre par défaillance. D'abord l'esprit de vitriol à la doze de trois gouttes, redonnoit proportionnellement un peu plus d'un pouce de la couleur limde & naturelle à ces Eaux dans le bas de tous les verres à un grain, & la même teinture occupoit le reste du verre jusques au haut. J'augmentai la doze de l'esprit de vitriol jusqu'à neuf ou dix gouttes, & la teinture d'aucuns de tous ces verres ne pût être totalement détruite; les mêmes proportions furent observées suivant le plus ou le moins en diminution des couleurs.

Pour rendre cette experience complette, j'ajoûtai donc de l'huile de tartre par défaillance ; & la teinture de galles parût de nouveau, avec cette difference toutefois qu'elle étoit plus opaque & plus défaite qu'auparavant. Lorſque je n'avois pas été aſſez exact pour proportionner la doze de l'huile de tartre contre l'eſprit de vitriol, je le reconnoiſſois par un cercle ou une ſeparation claire, plus ou moins grande, qui partageoit l'ancienne d'avec la teinture nouvelle & revivifiée.

Je m'entêtai de faire partir tout-à-fait avec l'eſprit de vitriol la couleur d'un verre à un grain de la premiere Fontaine, j'en laiſſai tomber plus de vingt gouttes ſans y réüſſir ; j'y ajoûtai autant d'huile de tartre par défaillance qui produiſit une efferveſcence vigoureuſe ; la couleur fût entierement diſſipée, & l'Eau prît une teinture jaunâtre qui fût l'effet de ce mêlange.

Sur le champ je réiterai la même experience sur toutes les Eaux des Fontaines, en changeant seulement l'ordre du mêlange de l'esprit de vitriol, ou du sel de tartre, au lieu de son huile par défaillance. Je jettai d'abord quelques grains de sel de tartre, & les couleurs brunissoient, je mis ensuite l'esprit de vitriol en pareille doze, & la couleur brune se dissipoit; & augmentant la doze de l'esprit de vitriol jusqu'à quinze ou vingt gouttes, les couleurs se dissiperent tout-à-fait, & l'eau reprît sa premiere limpidité. J'encheris sur l'esprit de vitriol avec une double doze de sel de tartre, qui restitua les couleurs perduës en les rendant plus obscures, & ce malgré la grande effervescence qui se fit accompagnée de chaleur avec fumée. On voyoit monter la couleur de bas en haut, quoi-qu'elle eût paru se dissiper en montant toûjours vers la superficie du verre.

L'esprit volatil de sel ammoniac brunit aussi ces couleurs à peu prés comme le sel & l'huile de tartre; il en est de même de plusieurs autres sels alcali fixes ou volatils. L'esprit de vitriol n'est pas le seul qui produise les mutations qu'on apperçoit dans les couleurs que les Eaux tirent de la noix de galles; les autres esprits acides comme celui de nitre, de sel & de soulfre font paroître les mêmes changemens.

Le lendemain 16. de Février le temps ayant continué dans son froid & dans sa beauté; je retournai aux Fontaines pour repeter les mêmes épreuves sur l'eau tiede, que j'avois faites le jour precedent sur l'eau froide. Le hasard voulut que l'eau se trouva fort chaude.

La premiere Fontaine à un grain fût teinte d'une fort belle couleur amarante, mais bien moins foncée qu'étant froide; à demi grain, ce n'étoit plus qu'une belle couleur violette un peu foncée : à un quart de grain, un beau violet clair.

La ſeconde, la troiſiéme & la quatriéme ont ſouffert les mêmes diminutions & les mêmes alterations, toute proportion gardée.

L'eau étant verſée chaude ſur la noix de galles prenoit dans le moment toute ſa couleur, & encore plus vîte qu'étant froide. Je continuai de faire chauffer l'eau juſqu'à la faire boüillir, & aucune de ces Eaux boüillies ne prît couleur quelle quantité de noix de galles qu'on y pût mettre. Le même mêlange de l'eſprit de vitriol & de l'huile de tartre, produiſit ſur l'eau chaude & colorée les mêmes effets que le jour precedent; mais comme les couleurs étoient affoiblies, la reſtitution qui s'en fît par l'huile de tartre participa à la foibleſſe de ces couleurs degenerées.

Il eſt bon de vous faire remarquer, Monſieur, que ces Eaux aprés avoir boüilli ſe broüillerent toutes du plus au moins, & prirent une couleur plus ou moins rouſſe ſuivant leur degré de force.

Ce même jour il me vint à l'idée de recommencer dans le salon les mêmes épreuves que j'avois faites en plein air, je trouvai les mêmes effets, excepté que les couleurs me parurent encore plus foncées. Il y a bien apparence que ce leger changement venoit du défaut de la lumiere, qui ne brilloit pas à l'ombre comme au plein Soleil. Je voulus qu'on laissât douze verres chargez de la teinture de noix de galles dans l'ordre que je les avois mis ; & deux jours après (c'étoit le 18. Février qu'il avoit bien gelé les deux nuits precedentes) je revins voir ce qui étoit arrivé à ces Eaux. J'observai que tous les verres à un grain avoient perdu leur teinture ; & que tous les verres à demi grain avoient conservé & même augmenté leur couleur, excepté celui de la troisiéme Fontaine, qui avoit entierement perdu la sienne. Il me parût aussi quelque peu d'alteration dans celui de la quatriéme ; mais tous les verres à un quart de grain s'étoient conſervez dans leur même degré de couleur.

Phenomene.

Je fûs ſurpris en voyant que la matiere de la teinture dont les Eaux étoient dépoüillées, s'étoit diſtribuée comme par artifice contre les parois des verres, où elle peignoit tout au tour des branches & des feüillages fort bien exprimées. Cela parut très-diſtinctement dans le premier verre de la premiere Fontaine, dans le premier & le ſecond verre de la troiſiéme, & dans le premier verre de la quatriéme. Pour le premier verre de la ſeconde, il ne donnoit aucune figure; la matiere de ſa teinture s'étoit précipitée au fond en forme de lie. J'ai déja fait remarquer que cette Fontaine eſt malade dans l'hiver.

Ces remarques ne m'auroient cependant point fait tant d'impreſſion: j'aurois pû regarder la choſe comme un effet du hazard, ou un jeu accidentel de la nature; mais ayant porté les yeux ſur un grand plat d'étain, je trouvai qu'il y étoit reſté de

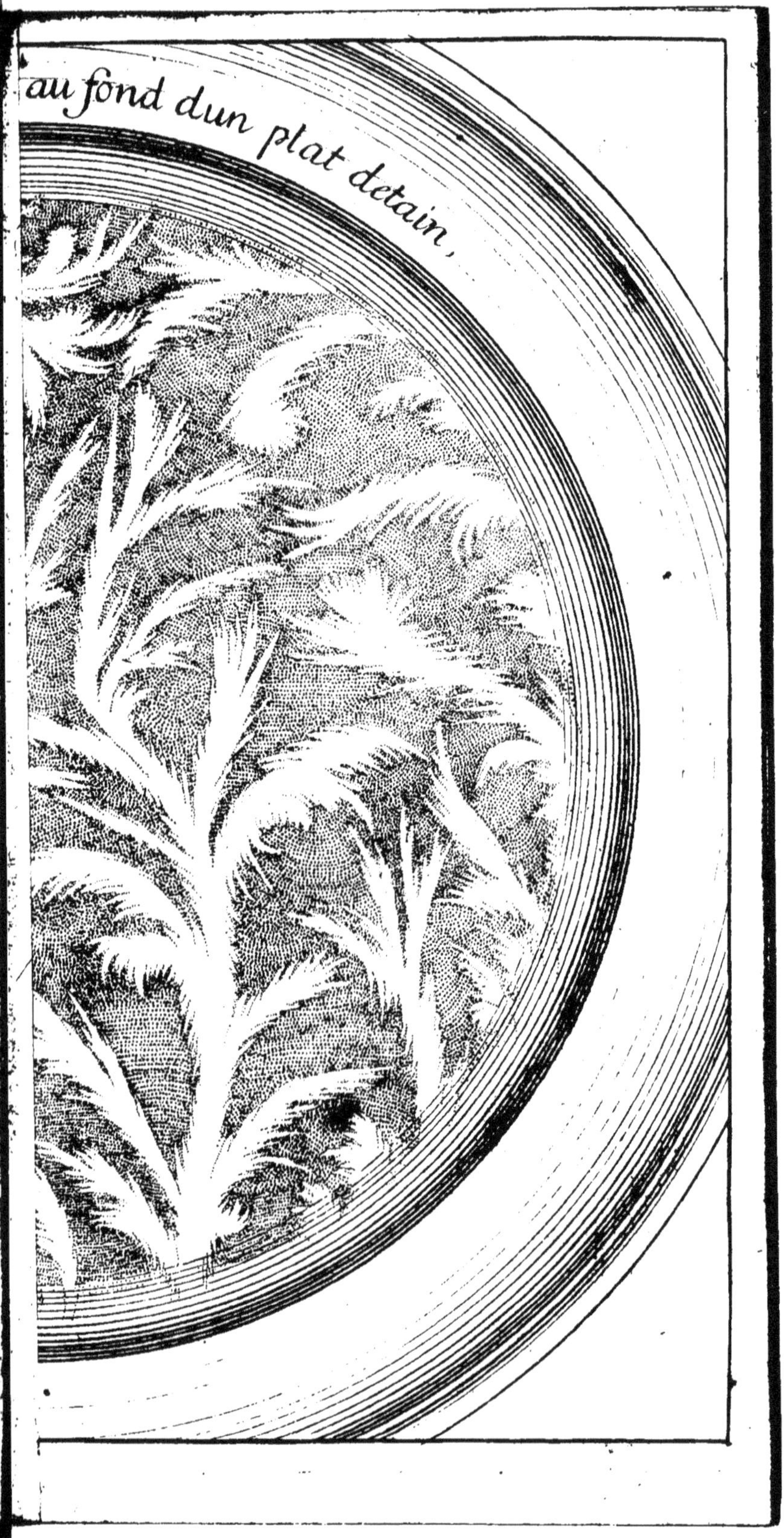

au fond dun plat detain,

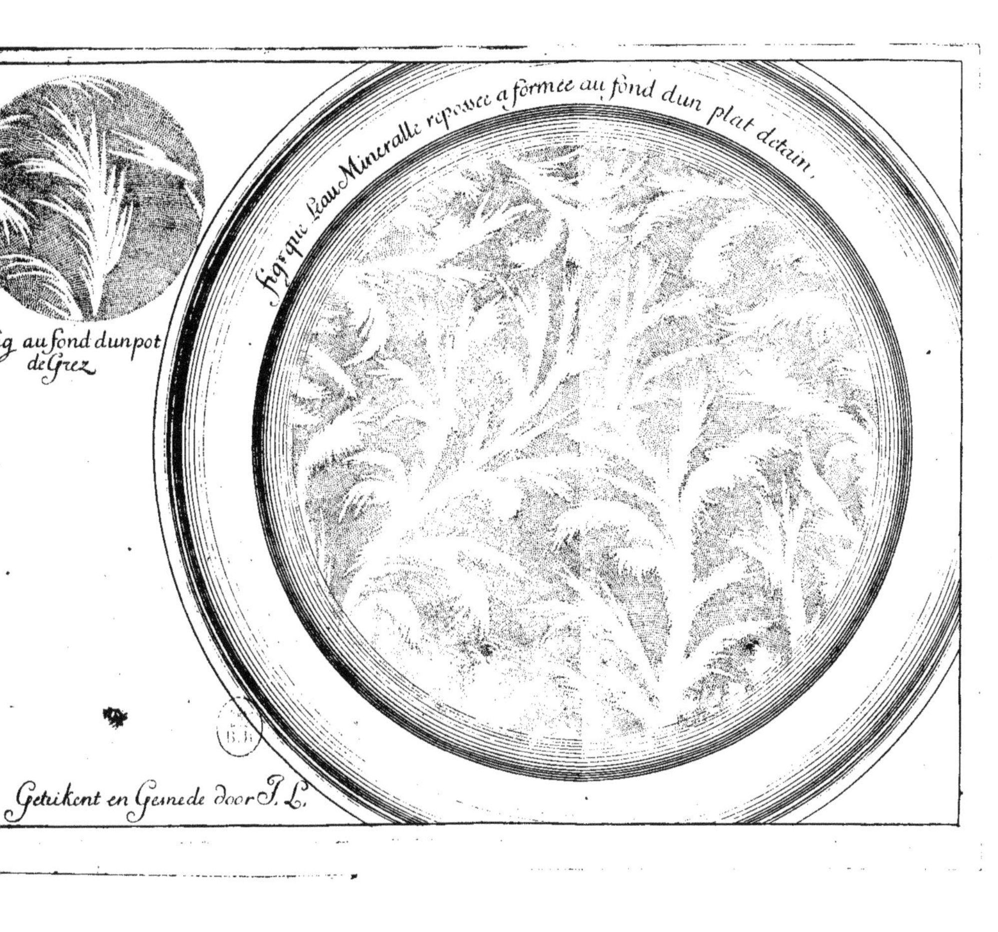
Fig qui Leau Mineralle reposee a formee au fond dun plat detain.
ig au fond dunpot de Grez
Getrikent en Gesnede door J. L.

l'E
reg
par
vé
do
mi
cer
au
Jo
fo
ra
ai
pl
fo
d
p
d
d
e

l'Eau minerale que je considerai, & regardant de prés je m'apperçûs qu'il paroissoit une espece d'ouvrage gravé sur le fond de ce plat. Je voulus donc m'assûrer du fait, je jettai l'Eau minerale, & je portai le doigt sur cette graveure apparente, qui ceda aussi-tôt à l'impression du toucher. Je fus charmé de voir que la nature soit uniforme dans toutes ces operations. Je regardai bien attentivement dans le fond de ce vase d'étain plusieurs figures tracées, qui representoient des troncs d'arbres avec des branches qui s'élevoient d'abord par échelle à droit & à gauche, & dont les extrêmitez étoient courbées du côté de leur racine, & dissequées en plusieurs ramifications, qui se terminoient au champ de ce blason naturel. Ces figures principales étoient au nombre de deux, qui paroissoient complettes; leurs traits avoient la couleur du vase, c'est-à-dire que ces lignes tracées qui donnoient le modele d'un arbre ou d'une plante, étoient une portion du vase qui n'étoit couvert d'aucune matiere étrangere ; tandis que le champ ou le reste du fond du vase étoit tout peint de la couleur rousse de la residence de l'eau qui s'y étoit déposée. En outre les deux principales figures : il y en avoit huit ou dix autres moins grandes, & qui étoient plus ou moins avancées du côté du centre ; (car toutes paroissoient tirer leur origine de la circonference de ce plat) & ce qui doit faire prejuger que ce phenomene est une suite des intentions de la nature toûjours égale, c'est que j'observai avec plusieurs personnes que le même dessein, le même genie & les mêmes traits regnoient par tout regulierement, & avec une symmetrie parfaite.

Tout ce beau & curieux phenomene a été produit par un seul demi-septier d'Eau minerale, que j'avois laissé fortuitement dans ce plat ; & je reconnus, reflexion faite, que c'étoit de l'eau de la premiere Fontaine, par un pot de grez que j'avois laiſſé auprés de ce plat d'étain, & que j'avois marqué & deſtiné pour faire boüillir l'eau de cette Fontaine. Ce qui m'en confirma la preuve, ce fût que l'ayant pris pour m'en ſervir, je trouvai qu'il y avoit encore de l'eau qui avoit travaillé dans ſon fond comme dans le fond du vaſe d'étain : le tout fût vû de toute la compagnie preſente. J'ai fait garder ſoigneuſement cet excellent ouvrage de la nature, Monſieur, afin de le faire deſſiner & vous en faire part : Bien fâché d'ailleurs de n'avoir pas pris les mêmes meſures pour les figures tracées ſur les verres, elles étoient preciſément dans le même goût.

J'ai tenté pluſieurs fois depuis la même experience ; elle n'a pas réuſſi, ce n'étoit plus dans les mêmes circonſtances : le temps devint doux & pluvieux, au lieu que dans la premiere épreuve il avoit gelé pendant deux nuits. Ne peut-on pas dire que le froid resserrant la superficie de l'Eau minerale, causa la retenuë du sel volatil mineral, qui agît & rangea les parties terrestres suivant la conformité de leur figure, & de la même maniere qu'il agit, quand il metallise de nouveau une miniere épuisée de sa mine, ou qu'il nourrit celle qui est formée? Quant aux traits qui figurent assez le tronc & les branches d'un vegetal; ils sont plûtôt suivant moy la figure des canaux qui portent & rapportent l'eau de la miniere que je crois être representée dans ce phenomene. Les traits qui forment ce dessein n'étant couverts d'aucune matiere, m'ont fait naître cette pensée: chacun au reste a droit de raisonner comme il lui plaira sur cette matiere, je reviens à mon sujet.

Les sels alkali fixes ou volatils, aussi-bien que les esprits acides & les sels de double nature ajoûtez separément, ne produisent rien de sensible dans ces Eaux minerales. On

diroit

diroit qu'elles méprisent tous les ouvrages du feu, & qu'elles ne sont susceptibles qu'aux impressions de certains corps naturels ; tels sont la noix de galles, les feüilles de chêne & d'aulne, l'écorce de grenade, les myrobalans, & peu d'autres.

Toutes ces épreuves sont celles dont on se sert ordinairement pour découvrir la ferruginosité des Eaux minerales. Pline le second au liv. 31. chap. 2. de son Histoire naturelle, en parlant des Eaux de Tongres ne demandoit pas tant de raisons pour faire juger qu'une Fontaine devoit être ferrugineuse & celebre. Il vouloit seulement que l'eau après avoir été bûë laisfât à la bouche une saveur de fer ; qu'elle purgeât les corps ; qu'elle dissipât les fiévres tierces, & les vices des reins & de la vessie, les auteurs de la gravelle ; qu'elle devint trouble à l'occasion de l'ébulition causée par le feu, & qu'elle prît une couleur rousse.

Vos Eaux minerales de S. Paul

ſoûtiennent parfaitement tous ces eſſais, Monſieur : elles ſont donc d'une nature ferrugineuſe. Ce qui doit vous le confirmer, c'eſt le terroir qui environne ces Fontaines, & qui donne une terre graſſe, oleagineuſe, noire, & toute chargée de parcelles de la mine de fer à la verité cruê, mollaſſe & ſpongieuſe. Peut-être que la principale portion de cette mine, qui doit être ſous la montagne Sainte Catherine, qu'on ne peut ſonder, eſt plus parfaite : c'eſt auſſi la pellicule ou la crême qui ſurnage ces Eaux, laquelle repreſente toutes les couleurs du fer : ce ſont enfin ces floccons cotonnez qui nâgent dans ces Fontaines, dont le dépôt fait & la lie qui tapiſſe leur baſſin, & la reſidence qu'on trouve par monceaux gros comme des muids le long de leurs égouts.

Que ces Eaux minerales contiennent des principes volatils, il eſt difficile, pour ne pas dire impoſſible, de le juſtifier autrement que par la raiſon & par les faits déja propoſez, & ceux-ci, ou autres ſemblables. Si on garde ces Eaux plus d'un mois ou ſix ſemaines dans des bouteilles les mieux bouchées & dans un temps d'hîver, elles ne prennent plus couleur par la noix de galles. Dans un temps moderé, elles ne marquent point, ou rarement aprés 15. jours ou trois ſemaines : & le temps étant chaud, ſept ou huit jours ſuffiſent pour les priver de cette teinture. Si on les tranſporte dans une pareille ſaiſon & dans toute autre, ce ne ſera plus la même choſe, elles ne marqueront pas ſi bien. Leur goût ne laiſſe pas de ſe conſerver un peu davantage. Ces Eaux étant gardées long-tems acquerent une odeur inſupportable ; quand cette féteur ceſſe, elles ne marquent plus. D'où je tire cette conſequence en paſſant, que pour bien faire, il faut en uſer comme les Iſraëlites faiſoient de la Manne, c'eſt-à-dire qu'il eſt bon de les prendre tous les matins, & ſur le lieu autant qu'on le peut.

Les Artiſtes les plus adroits travaillent preſque inutilement à la démonſtration des principes volatils de ces Eaux. J'en ai fait diſtiller pluſieurs pintes avec toute la methode, & cela n'a produit aucune ſubſtance volatile, qui fût du moins ſenſible, excepté que l'odeur ſulfureuſe & ferrugineuſe devenoit un peu plus forte. La même choſe arrive quand on les fait évaporer; car lorſqu'elles commencent à ſe broüiller, cette odeur eſt plus manifeſte. Pour les ſubſtances fixes on peut les démontrer, & encore ce ſera dans une très-petite quantité, puiſqu'un pot d'eau peſant ſoixante & quatre onces ne donne à peine que ſept ou huit grains de terreſtreité un peu ſalée; & je ne ſçai s'il s'y trouve bien un ou deux grains de ſel, qui au goût paroît d'une ſalure indicible, quoique piquante à la maniere des acides. Pendant la diſtillation & l'évaporation on voit au travers de la cucurbite, & dans les terrines de grez comme l'eau ſe broüille par la chaleur, & comme ſe forment ces floccons cotonnez, qui paroiſſant fort gros promettent beaucoup de reſidence ; cependant quand ils ſont déposez tout ce grand volume ſe réduit preſque à rien. Si on laiſſe repoſer ces Eaux à l'air dans des terrines pendant trois ſemaines ou un mois, on trouvera dans une quantité d'eau pareille à celle qu'on aura diſtillée ou évaporée plus de reſidence, mais elle ſera inſipide étant ſechée à l'ombre ou au Soleil. Il y a bien de l'apparence que le feu en diſſipe une partie. J'ai deſſein dans l'été prochain de faire des évaporations d'eaux dans une quantité ſuffiſante pour pouvoir démontrer la nature de leur ſel fixe. Je ferai faire auſſi des matras à un très-long coû dont l'orifice ſera fort étroit, pour voir ce qui arrivera du côté des ſubſtances volatiles.

Quant aux principes fixes qui

tombent ſous les ſens, c'eſt donc la reſidence qui merite le plus d'attention. Elle eſt une terre d'une eſpece toute ſinguliere; ſa couleur eſt d'un jaune rouſſâtre, elle eſt abſolument inſipide, je veux dire celle qui n'a pas paſſé par le feu, & qu'on trouve dans le baſſin & dans les ruiſſeaux de ces Fontaines. Au toucher, elle eſt douce & mollaſſe comme du coton, & ſe reduit entre les doigts en poudre impalpable. Elle eſt ſi legere, que je crois qu'une maſſe de cette terre deſſechée, de la groſſeur d'un demi muid ne peſeroit pas plus de dix livres, quoique aux yeux elle ne paroiſſe point ſpongieuſe ni porreuſe. Quelques Auteurs ont pretendu que cette terre étoit la mere ou la matrice du fer; cela me paroît aſſez vrai-ſemblable.

J'ai jetté ſur cette reſidence ſechée à l'ombre de l'eſprit de ſel, il s'eſt fait une petite efferveſcence avec écume, qui a duré aſſez long-temps. J'ai employé l'eſprit de nitre qui n'a rien produit de ſenſible. L'huile de vitriol n'a cauſé aucune efferveſcênce ni bulles ; mais cette terre s'en eſt imbibée , & il s'eſt formé comme une eſpece de *nutritum* d'une couleur de cendre : je l'ai touché avec les doigts ſans qu'il m'ait bleſſé la peau , il étoit gras comme un onguent ordinaire. J'ai tenté l'épreuve avec l'eſprit de vitriol , mais inutilement : j'ai verſé dans une phiole ſur deux gros de cette terre un verre de vinaigre diſtillé , qui n'a donné aucunes marques de fermentation , ni d'efferveſcence ; je remarquai le lendemain que le vinaigre s'étoit chargé de la couleur d'un rouge orangé. Je me ſuis apperçû qu'il avoit un peu perdu de ſa ſaveur ; & la terre s'étoit precipitée au fond à peu près dans ſa couleur , & dans ſa conſiſtance naturelle.

J'ai fait calciner de cette reſidence dans un creuſet, elle eſt devenuë d'un rouge jaune ſemblable au plus beau ſafran. J'ai fait les mêmes épreuves que ſur cette terre non calcinée, & je n'ai rien remarqué qui fût different. Le ſeul eſprit de ſel a excité une petite effervéſcence avec quelque écume ; les autres eſprits acides n'en ont point fait.

Ce n'eſt pas aſſez, Monſieur, de ſçavoir qu'il y a des principes volatils & fixes dans les Eaux de Saint Paul. Il eſt curieux & utile d'en connoître la nature. Pour la découvrir je me ſuis ſervi des preceptes des modernes, j'ai donc fait les experiences qui ſuivent.

Et j'ai trouvé, 1o. que la ſolution du tourneſol donnoit à ces Eaux la couleur d'un beau rouge, bien net & pourpre. Il eſt tel dans la premiere Fontaine, & plus leger à proportion dans les autres qui ſont moins chargées du mineral : donc il y a des ſels acides volatils dans les Eaux de S. Paul. Cela ſera confirmé par le quatre & le cinquiéme eſſai ſuivant.

2o. Le ſyrop & les fleurs de violettes pilées donnent la couleur d'un vert de pré, plus ou moins foncé ſuivant la même difference des Fontaines plus ou moins fortes: donc il y a des ſubſtances alcalines fixes dans ces Eaux. L'experience confirme cette conſequence, puiſque la reſidence qui eſt la ſubſtance fixe & alcaline de ces Eaux étant lavée & deſſechée à l'ombre ou calcinée, donne elle ſeule cette couleur verte au ſyrop de violettes diſſout dans l'eau commune.

3°. L'eau de chaux a formé une jolie couleur d'opale, elle s'eſt caillée enſuite, & elle a fait un precipité blanc un peu teint de la couleur jaune de la reſidence: donc il y a ſubſtance alcaline analogue en fixité à l'huile de tartre, qui produit à peu prés le même effet ſur l'eau de chaux.

4°. La ſolution du ſublimé corroſif ne fait aucun effet ſur ces Eaux, mais elle jaunit d'un jaune rougeâtre l'eau de chaux mêlée avec ces mêmes Eaux: donc le ſel acide de ces

Eaux eſt volatil, parce que s'il étoit fixe & ſemblable aux eſprits acides de ſel ammoniac, de vitriol, d'alun, de nitre, de ſoulfre, ou de ſel, il empêcheroit abſolument la reaction du ſublimé corroſif ſur l'eau de chaux. Il empêcheroit auſſi, pour la même raiſon, la couleur verte du ſyrop de violettes. Bien plus, il le rougiroit comme je l'ai vû faire en ajoûtant ſur ces verres teints de cette couleur verte quelques gouttes de ces eſprits acides.

5°. Ces Eaux ne caillent point le lait ni froid, ni chaud, ni boüillant; elles ne font point non plus d'impreſſion ſur la ſolution du ſel de Saturne: donc elles ne contiennent point de ſels acides fixes.

Si les regles des modernes ſont certaines, je puis conclure de ces eſſais & des autres precedens, qu'il n'y a rien dans les Eaux de S. Paul, qui ſoit participant ou du nitre, ou de la couperoſe, ou de l'alun, ou du ſel ammoniac, ou des qualitez de l'eau de chaux. Voici comme je le juſtifie.

Suivant la premiere & la ſeconde experience, il n'y a rien de nitreux; la raiſon eſt évidente, c'eſt que cette ſubſtance ſaline ne fait point d'impreſſion ſur le tourneſol & ſur le ſyrop de violettes.

Qu'il y ait de la couperoſe ou du vitriol commun dans ces Eaux ; cela eſt contraire à ce qui ſe paſſe à l'occaſion de l'huile de tartre qui ne produit aucun effet ſenſible ſur ces Eaux, tandis qu'elle donne à la ſolution de couperoſe une couleur de gris-brun & comme celadon. La même ſolution de vitriol prend la même couleur avec l'eau de chaux, & les Eaux la prennent opale. D'ailleurs les couleurs que la ſolution du vitriol donne au tourneſol, au ſyrop de violettes, & à la noix de galles, ne ſont ni dans la même eſpece ni dans le même degré.

Ces Eaux ne ſont point certainement alumineuſes; car ſi la ſolution d'alun rougit en couleur de feu celle du tournesol, elle ne touche point au syrop de violettes.

Il n'y a point non plus de sel ammoniac. Si cela étoit les Eaux fermenteroient avec les sels urineux. La solution du tournesol ne changeroit point sur le champ comme elle fait; ce ne seroit que le lendemain qu'elle donneroit un rouge-brun, & ces Eaux mêlées avec l'eau de chaux donneroient une odeur urineuse qu'elles ne donnent pas.

Si les mêmes principes se trouvoient dans les Eaux minerales, & dans l'eau de chaux; elles devroient blanchir comme celle-ci avec l'huile de tartre, & faire un *coagulum* même assez épais; elles devroient aussi blanchir avec l'esprit volatil de sel ammoniac: Tout cela ne se faisant point, les Eaux de S. Paul possedent donc des principes autres ou autrement tissus, que ceux de toutes ces substances salines, & sont par consequent un composé different & singulier;

gulier ; c'eſt ce que j'avois à prouver contre ceux qui ſeroient dans un ſentiment contraire.

La plûpart des moyens que j'ai employez pour faire l'analyſe naturelle des Eaux de S. Paul, ſont tirez du Livre de Monſieur Hierne premier Medecin du Roy de Suede, intitulé, *Acta & Tentamina Chymica*, j'en ai auſſi tiré quelques-uns de la Preface de l'Hiſtoire des Plantes de M. Tournefort.

Il s'agiroit preſentement de donner une explication mechanique de ces experiences de l'art, qui juſtifient la nature des Eaux minerales : mais cela me conduiroit trop loin dans une même lettre. C'eſt pourquoi, Monſieur, je viens au fait, à l'experience des corps, aux maladies que ces Eaux gueriſſent. Et ce ſont preſque toutes les maladies chroniques, je veux dire ces maladies longues & habituelles, dont les criſes ne ſe font qu'avec lenteur dans des temps fort reculez, & qui bien ſouvent, malgré tous les secours, n'en ont point d'autre que la crise éternelle.

Comme je pense que la cause la plus ordinaire de ces maladies, est le défaut de la trituration des humeurs & du sang, & que ce défaut suppose ou la foiblesse des fibres motrices, ou l'épaississement des fluides occasionné par des sels étrangers, ou l'un & l'autre en même temps : qui pourra mieux que ces Eaux seconder la nature dans ces conjonctures ? Ces maladies sont la matiere de leur triomphe : la raison en paroît assez naturelle.

Maniere dont les Eaux agissent dans le Corps humain.

Ces Eaux par leur aquosité déleyeront le sang & les humeurs, & leur fourniront un vehicule necessaire. Elles affoibliront les sels étrangers acides volatils ou fixes en les écartant dans le grand volume d'eau qu'on est obligé de prendre. L'eau seule comme eau pure & simple, fera tout cela d'autant plus aisément que les mucositez du sang & des humeurs pourront tenir de la nature des gommes ! & si elles sont raisineuses les Eaux ne produiront pas moins ces effets, étant aidées de leurs sels acides volatils sulfureux, qui sont le menstruë convenable pour dissoudre les raisines. Et soit que ces matieres épaissies soient de l'une & de l'autre, ou de toute autre espece ; cela sera indifferent au même sel acide volatil qui produira toûjours les mêmes effets de fonte & d'attenuation, à cause de la grande tenuité & mobilité de ses angles qui penetreront ces matieres en les écartant, ou qui heurtant par secousses contre les fibres motrices, les exciteront à précipiter leurs oscillations ou leurs balancemens, & en consequence la circulation & le broyement des fluides trop crasses & trop visqueux. Le sel acide fixe de ces Eaux ne sera point inutile dans ces occasions pour les mêmes intentions : les terrestreitez metalliques ou minerales auront aussi leur usage. Celles-ci n'étant point tout-à-fait rassasiées par le sel acide fixe naturel, qui s'y trouve en très-petite quantité, se chargeront des sels étrangers, les absorberont dans leurs pores, & les détruiront à la maniere des substances alcalines terrestres : ou bien il arrivera encore dans ces mêmes dispositions, ou en d'autres que tous ces sels impurs étant embarassez & temperez par les soulfres metalliques, seront enfin charriez comme émerites hors le corps humain, ou par la transpiration insensible, ou par les sueurs, ou par les selles, ou par les urines; ces deux dernieres évacuations sont les plus ordinaires.

Ces mêmes sels acides volatils sulfureux des Eaux minerales n'agissent pas seulement sur le sang & les humeurs mal-conditionnées ; ils sont aussi d'un grand secours pour le soûtien & le rétablissement du ressort des parties solides. Car je regarde ce sel acide volatil comme analogue ou de pareille nature au sel acide volatil sulfureux, qui est l'Archée, le recteur & le moderateur de nôtre corps : ainsi comme il arrive que celui-ci dans l'état naturel anime la lymphe spiritueuse, qui coule dans les nerfs pour les roidir & les tenir dans une juste tension capable de produire les mouvemens necessaires & de conserver l'équilibre entre les parties fluides & les solides ; ce sel volatil mineral suppléera donc à celui du corps humain, s'il ne suffit pas. Il réparera aussi les parties affectées suivant les mêmes loix, qu'elles étoient conservées & soûtenuës par les esprits vitaux avant leur décadence.

Je ne pretens pas, Monsieur, avoir deviné si juste la maniere, dont la nature use de vos Eaux pour détruire les maladies, que je ne me sois trompé. Cette matiere n'est pas facile à penetrer, & je ne sçai si quelqu'un a bien découvert ce secret caché. La modestie ne sera peut-être pas blessée, quand je conviendrai que posé les principes de la trituration, & de la coagulation des fluides; ce que j'ai dit a cependant quelque probabilité.

Mais comment accorder, me dira-t'on, mon raiſonnement avec la cure des maladies de la diſſolution du ſang & des humeurs ? Car ce ſecond genre de maladie paroît auſſi certain que le premier; & il n'eſt pas moins conſtant que les Eaux minerales de S. Paul conviennent dans l'un & dans l'autre.

J'ai l'honneur de répondre que comme le ſang eſt un fluide, il peut être écarté de ſa juſte fluidité par deux extrêmitez, & devenir ou plus épais ou plus fluide qu'il ne doit être. Il ne repugne pas cependant que les Eaux produiſent des effets bien-faiſans dans l'une & l'autre circonſtance quoique contraire. Le Soleil durcit la bouë & liquefie la cire. Pourquoi la nature ſi ſage & ſi induſtrieuſe ne ſe ſervira-t'elle pas également bien d'un même remede pour remplir ſes intentions ſur des matieres differentes telles que ſont les principes de la coagulation & de la diſſolution? Mais ne ſeroit-il point permis d'interpreter ſon genie, en diſant que ſi on ſuppoſe pour cauſe de la diſſolution des humeurs & du ſang quelque principe étranger trop actif & trop fermentatif; il eſt des ſoulfres metalliques dans ces Eaux qui ſont très-propres pour le lier, l'embaraſſer, & le moderer? Les parties alcalines terreſtres donnant du poids à ces ſels étrangers trop impetueux, ne diminuëront-elles point leur activité? Et la ſubſtance aqueuſe de l'eau ne les affoiblira-t'elle point auſſi? tandis que les ſels volatils ſoûtiendront les droits de la nature en corrigeant & chaſſant ce qu'il y a de vicieux.

Que ſi on veut rejetter la cauſe de cette fonte ſur les vibrations accelerées des ſolides; perſonne n'ignore qu'un peu de cotton ôte le ſon des cordes du lut; que la main appliquée ſur une cloche qui ceſſe de ſonner, en appaiſe le bourdonnement ; & qu'un grain d'opium charme les nerfs, & calme les mouvemens convulſifs. Qu'eſt-ce qui empêchera donc, ſuivant la même mechanique, que les ſoulfres metalliques & la peſanteur du volume de ces Eaux medecinales, ne ralentiſſent les mouvemens précipitez des fibres ſolides ?

Cependant la nature peut en uſer encore tout autrement. Il eſt plus aiſé d'obſerver ſes operations que les moyens qu'elle employe pour y parvenir : quoi-qu'il en ſoit, on ne peut ne pas convenir qu'il y a quelque choſe de divin dans ces Eaux minerales. Les merveilleux effets qu'elles ont produit depuis 1708. ſur plus de deux mille malades le feront croire. En voici une partie, Monſieur, que je prens la liberté de vous expoſer.

Effets des Eaux, ou Maladies gueries.

Les affections contre nature des reins & de la veſſie ſont celles où ces Eaux ont toûjours produit des effets certains & avantageux, ſoit pour temperer la chaleur & la douleur de ces parties, pour prevenir & détruire les coliques nephretiques, & faciliter le cours des urines: soit pour faire sortir les glaires & le sable, & même des pierres d'une grosseur fort considerable, je pourrois citer plus de deux cens exemples confirmatifs de ce que je dis: mais comme il ne convient pas de reveler les infirmitez des malades contre leur volonté, & que je grossirois inutilement cette lettre; je ne vous rapporterai, Monsieur, que deux ou trois faits singuliers sur cet article & sur les autres. Il vaut mieux que la voye publique vous informe de ces prodiges que moi-même.

Je connois un Monsieur de la Ville de Roüen, qui a rendu dans une seule saison des Eaux la valeur d'une livre de sable avec un corps étranger charnu, long de la moitié & de la grosseur du petit doigt.

Un autre Monsieur de la même Ville en a rendu plus de trois pots en differentes ſaiſons, & ce ſable étoit tout rouge. Cette même perſonne quelque temps après être délivrée de la gravelle, fut conſeillée de boire beaucoup de vin : elle le fît inconſiderément, & tomba dans une ſuppreſſion d'urine qui lui cauſoit des douleurs extrêmes ; la violence du mal fit aller le malade aux Eaux, il n'en pouvoit plus, il en bût copieuſement, & fut gueri en peu d'heures.

Deux jeunes gens du peuple ont rendu à peu près dans le même tems chacun plus de cent pierres plus groſſes les unes que les autres.

Ces Eaux ne ſont pas moins ſpecifiques contre les vices de l'eſtomach, comme le défaut d'appetit, le dégoût, les cruditez acides & nidoreuſes, les vomiſſemens inveterez du ſang ou des humeurs, &c. contre les cours de ventre de toutes les eſpeces, ces Eaux étant priſes & par la bouche & en lavement.

Je vois tous les jours pluſieurs perſonnes dont l'eſtomach paroiſſoit ruiné, qui ne pouvoient du tout digerer leurs alimens ſans qu'il n'arrivât aux unes de les vomir, aux autres de les rendre par bas, & aux autres de ſouffrir des douleurs ſi violentes qu'elles en tomboient en syncope; & qui depuis l'uſage des Eaux ſe portent fort bien.

Trois ou quatre femmes groſſes, qui penſoient ne le point être, & qui avoient des appetits pour des alimens ridicules ſe ſont défaites de ces accidens par les Eaux, & l'enfant n'en a rien ſouffert; au contraire elles ont aſſûré n'avoir point eû de groſſeſſe plus heureuſe.

Une autre femme groſſe avoit un flux depuis pluſieurs mois qui faiſoit craindre l'avortement, on n'oſoit lui faire prendre les remedes ordinaires à cauſe de ſa grande repugnance naturelle, & de ſa conſtitution très-délicate, elle envoya chercher des Eaux qu'elle prît, & guerit en peu de jours.

La methode de prendre les Eaux par la bouche & en lavement a été fort utile à quantité de malades attaquez de la colique ; des hemorroïdes, & des vers.

Une personne à qui je prens interêt à l'âge d'environ trente ans, étoit tombée dans une langueur qui faisoit tout craindre, elle eût recours aux Eaux de S. Paul, elle jetta plus de trois pots de petits vers, & fût guerie : on ne peut pas donner aux enfans un remede plus facile & plus certain.

Un Gentilhomme des environs de Roüen étoit sujet depuis plusieurs années à un flux de sang hemorroidal qui lui avoit donné la fiévre lente avec un défaut absolu d'appetit, il avoit les jambes enflées & croyoit mourir, il a cependant été gueri en prenant de ces Eaux.

Un Curé proche de Roüen, étoit attaqué d'une colique habituelle, & qui s'augmentoit de tems en tems par des accès si violens qu'il perdoit

doit patience, fut gueri l'an passé par ces Eaux.

Quelques asthmatiques, dont la cause de l'asthme dominoit dans les premieres voyes, & beaucoup de gens attaquez de palpitations & de foiblesses de cœur, se sont aussi parfaitement bien trouvez de ce remede.

Un particulier des environs de Roüen étoit attaqué d'un asthme si violent & continuel, qu'il ne couchoit que dans une chaise; on le soupçonnoit d'être hydropique de la poitrine; il crachoit très-épais, & abondamment, il a cependant gueri par l'usage de ces Eaux.

Plusieurs gens de la Campagne voisine, & plusieurs personnes de la Ville, qui n'ayant pû être gueries de fiévres irregulieres & longues, ont enfin trouvé leur santé dans ces Eaux febrifuges.

Un homme de condition fût attaqué il y a quelques années d'une fiévre tierce d'une mauvaise nature;

elle dégenera malgré les remedes en double tierce, & celle-ci dans une fiévre lente continuë avec des redoublemens irreguliers, accompagnée de grandes chaleurs, d'insomnies, &c. Ce Monsieur fût enfin conseillé de prendre les Eaux de Saint Paul ; il en usa à la doze de trois à quatre verres le matin, & fût gueri en peu de jours.

L'hydropisie dans son commencement, soit celle dont l'eau lymphatique tombe dans le ventre, soit celle dont l'eau est répanduë dans toute l'habitude du corps, cede à l'impression de ce grand aperitif vulneraire. On m'a accusé des exemples de la premiere espece ; pour la seconde j'en connois plusieurs, & c'est la premiere Fontaine qui produit le mieux ces bons effets.

Ces Eaux sont aussi fort convenables à ceux qui sont tourmentez des vents, & à ceux qui sont sujets aux fluxions accompagnées de chaleur.

Les exemples de ces maladies gueries sont si familiers & si faciles à croire, que je n'en citerai aucun.

Une Demoiselle du Pays de Caux vint à S. Paul il y a quelques années avec une jaunisse qui faisoit peur, elle avoit douleur & dureté dans le foye, la fiévre lente, un dégoût affreux pour toute sorte d'alimens : à moins de dix jours elle fût consolée par le retour des graces d'un très-beau teint, & le rétablissement parfait de sa santé.

Une Dame de cette Ville tomba dans la jaunisse avec perte de ses regles, fiévre, dégoût, insomnie, hydropisie, qui commençoit, &c. prît des Eaux & guerit. Elle se mit à genoux presence des Buveurs devant la Fontaine dont elle avoit bû de l'Eau, en remerciant Dieu qui lui avoit sauvé la vie par cette Fontaine.

Ces Eaux sont si fort estimées pour la jaunisse dans les hommes & dans les femmes, que les malades attaquez de cette maladie vont le plus souvent aux Eaux sans consulter les Medecins.

Il est assez connu que ces Eaux conviennent dans la plûpart des maladies des yeux, étant appliquées exterieurement dans les lippitudes, je veux dire dans ces maladies où les yeux sont bordez de rouge; elles réussissent encore mieux, si on les prend interieurement; elles sont bonnes pour détruire la cataracte dans son commencement, & contre tous les autres accidens qui arrivent aux yeux par fluxion & dépôt d'humeurs.

Je sçai un Prêtre attaqué depuis plusieurs années d'une lippitude habituelle, qui se trouve très-bien d'avoir pris les Eaux l'an passé.

Une Dame Religieuse d'un Convent de nôtre Province s'est preservée par les Eaux il y a quelques années d'une cataracte, qui commençoit à se former.

Il y a nombre de personnes dans

Roüen qui avoient de grosses fluxions sur les yeux qui les leur rendoient chassieux, & qui leur avoient rendu la vûë trouble & obscure, & qui ne s'en sentent plus depuis l'usage des Eaux.

Les difficultez de l'oüie qui viennent par fluxions sont aussi gueries pour les mêmes raisons, par le même remede.

Une personne qu'on avoit été obligé de renfermer à cause d'un delire melancholique, en a été délivrée après avoir continué les Eaux pendant trois saisons. D'autres malades attaquez de vertiges habituels, dont la cause étoit dans l'estomach & dans le bas ventre, ont été pareillement gueris.

Ces Eaux font des effets merveilleux dans les vaporeux, pourvû qu'ils les prennent après avoir été saignez, purgez & baignez. Ils doivent aussi prendre garde à ne pas donner dans les grandes dozes, il vaut mieux en prendre plus long-tems. Je connois de ces malades, qui pour n'avoir pas pris ces précautions ne se sont pas loüez de ce remede, aussi-bien que quelques autres qui n'ont observé ni regime ni methode.

Il est dans Roüen & dans les environs des malades qui ont gueri par les Eaux, de paralysie incomplete, & de vieux & ennuyeux rhumatismes.

Les obstructions du mesentere, du foye, de la rate, & des autres parties du bas ventre, sont levées assez souvent, & fonduës par le moyen de ces Eaux. Plusieurs personnes de ma connoissance qui avoient été à Forges pour de pareilles maladies, ont usé depuis de celles de S. Paul avec un succès beaucoup plus parfait. Je pourrois citer entr'autres un de mes amis éloigné de Roüen de douze à quinze lieuës, qui depuis plus de vingt ans portoit une dureté au petit lobe du foye qui le rendoit valetudinaire & melancolique. Il a pris les Eaux de Forges pendant huit ou neuf ſaiſons, il a pris auſſi celles de S. Paul l'an paſſé, dont il a été beaucoup plus content que de celles de Forges.

Ce qui a bien contribué à rendre celebres les Eaux de S. Paul, ce ſont les maladies du ſexe; & ce qui paroît étonnant, c'eſt que la nature ſçait uſer de ce remede, & pour procurer au ſexe ce qu'il n'a pas, & lui ôter ce qu'il a de trop.

J'ai conſeillé à un très-grand nombre de femmes & de filles qui étoient incommodées à l'excès de fleurs blanches d'uſer de ces Eaux; je n'en connois pas une qui ne m'ait remercié de mon avis.

Deux jeunes filles de ce Pays qui étoient épriſes d'un amour furieux, qui portoit au delire, recouvrerent à l'occaſion de ces Eaux leur ancienne tranquillité & leur premiere pudeur. Quelques autres perſonnes ſujettes à des prurits ou des démangeaiſons très-incommodes, ſe ſont auſſi gueries de ces accidens.

Je n'ignore pas que huit ou dix femmes la plûpart de condition, étoient menacées d'ulceres en certains endroits, & qu'elles ont perdu leur inquietude en rendant bien leurs eaux.

Je crois qu'il ne seroit pas temeraire de tenter l'usage de ce grand remede dans les tumeurs du sein, puis-qu'il fond bien celles qui viennent ailleurs. Il est vrai qu'on m'a dit que quelques Dames de Roüen les avoient tentées avec succès, mais je ne les connois point.

Plusieurs personnes de l'un & l'autre sexe, non suspectes de libertinage, ausquelles il arrivoit involontairement certaines choses qui portoient au scrupule, & qui desoloient leur santé; d'autres hommes qui avoient certaines pertes par la foiblesse de certaines parties, se sont parfaitement gueris de ces accidens en bûvant des Eaux.

Un des plus excellents effets des Eaux de S. Paul, est de procurer la fécondité aux femmes. J'en connois un assez bon nombre qui ne pouvoient concevoir avant d'avoir pris de ces Eaux, & à present elles se plaindroient volontiers du contraire : d'autres portoient leurs enfans, & souvent des faux germes jusques à quelques mois seulement, tout cela étoit suivi de fausses couches. Les Eaux ont changé leur mauvaise constitution, & elles ont porté toutes depuis de beaux enfans jusqu'au terme naturel.

Ces Eaux sont encore un remede bien éprouvé dans les abcès du mesentere, des reins, de la vessie, des oreilles & autres parties interieures & exterieures ; contre les éresipeles ulcerées & non ulcerées ; contre la galle, le herpez, les dartres, & les rougeurs avec boutons qui deshonorent la peau : en un mot, presque contre toutes les maladies qui viennent de chaleur d'entrailles. On se sert des Eaux exterieurement & interieurement.

Une Dame de mes malades étoit fort incommodée & bien inquiete de deux abcès, qui depuis plusieurs années couloient par les deux oreilles; elle avoit outre cela de grandes & frequentes douleurs de tête, elle prit les Eaux & fut guerie.

Un homme du commun, s'étant gratté à la jambe s'attira un dépôt considerable d'humeurs, qui produisit des ulceres malins sur toute cette partie, fut gueri par les seules lotions réiterées de ces Eaux.

Un Laquais d'un M... Abbé de Paris avoit la galle, il prit furtivement de l'eau de la premiere Fontaine, & fut aussi gueri.

Je ne dois pas oublier à dire que ces Eaux arrêtent toutes les pertes de sang de quelque cause qu'elles viennent, & qu'une personne se soit coupée, comme au doigt, qu'elle le mette dans quelqu'une des Fontaines, le sang s'arrêtera aussi-tôt.

Une Dame âgée d'environ soixante ans, qui avoit une perte de sang depuis près de deux ans, avec quelques apparences d'une ulcere à la matrice, fût guerie en trois ſemaines par l'uſage de ces Eaux.

Une jeune Demoiſelle ayant auſſi une perte de ſang par le nez preſque journaliere qui la privoit de ſes regles, la rendoit extrêmement pâle, & détruiſoit abſolument ſa bonne complexion, fut guerie à moins de huit jours.

La plus grande partie de nôtre jeuneſſe libertine après avoir uſé des remedes ordinaires, vient terminer la cure de ſes maladies ſecretes par ces Eaux, mais principalement les gonorrhées opiniâtres; & je me ſuis laiſſé dire par quelques-uns de ces Meſſieurs, qu'il y avoit du crime à leur laiſſer prendre un remede qui les gueriſſoit ſûrement, & qui leur donnant trop de vigueur les mettoit en état de recommencer trop tôt.

Un homme de condition après avoir paſſé par le grand remede, uſa ſuivant mon conſeil de ces Eaux pour consolider plusieurs ulceres baveuses qui lui étoient restées, & il fût parfaitement gueri.

On a remarqué qu'en l'année 1709. la ville de Roüen fût infectée de fiévres malignes pourprées à l'occasion de la cherté des vivres. Pour soulager le pauvre peuple, on fit travailler à la côte de Sainte Catherine, afin de perfectionner le chemin neuf : les hommes au nombre de plus de mille occupez à ce travail, bûvoient de l'eau de ces Fontaines, & aucun ne fut pris de ces sortes de fiévres.

Ce n'est que par un prejugé qu'on se persuade que toutes les personnes d'une complexion, d'un estomach, & d'une poitrine délicate ne doivent point user des Eaux minerales ; j'ai observé le contraire, & fort souvent. J'ai actuellement entre mes mains une jeune Dame que j'ai guerie d'une ulcere au poûmon il n'y a que deux ans, & qui l'an passé usa des Eaux minerales pour des vapeurs & autres

tres accidens, ſans que ſa poitrine en ait été affectée. Comme elle prît les Eaux ſans regime & ſans methode, elle n'en tira pas l'avantage ſouhaité; mais elles ne lui firent point de mal.

Si les Eaux ne gueriſſent pas la goutte, elles n'y ſont pas nuiſibles, quand les goutteux s'en ſervent dans les maladies convenables.

Je ne pretends pas aſſûrer que quoique les Eaux minerales paroiſſent convenir preſqu'à toutes les maladies chroniques, elles conviennent pour cela à tous les malades. L'idioſyncratie, je veux dire la conſtitution ſinguliere de certaines perſonnes les refuſe quelquefois. Il n'eſt point dans la nature un remede aſſûré & univerſel pour toutes les maladies dans tous les hommes, Dieu ne l'a pas voulu: mais je ſuis certain, que de tous les remedes qui ſont au monde, il n'en eſt point un ſi univerſel & ſi loüable que les Eaux minerales ferrugineuſes, pourvû que leur uſage ſoit prudemment conduit.

Je finis donc ici, Monſieur, ce que j'ai pû ramaſſer d'obſervations. Si j'avois pû prévoir que je ſerois obligé aujourd'hui de vous en rendre compte, il eſt vrai que j'aurois été plus attentif à les rendre plus regulieres. Vous me mettez en droit d'être plus exact dans la ſuite ; je ne negligerai ſur cela, ni vos intentions pour le bien public, ni ce que je vous dois par inclination & par reconnoiſſance.

J'aurois encore à vous parler de la methode qu'il faut employer pour faire prendre les Eaux, & de la maniere de prévenir ou de calmer les accidens, qui peuvent arriver pendant leur uſage ; mais comme il eſt difficile d'établir des regles generales pour des faits ſinguliers, je ne vous en dirai rien quant à preſent : je ſuivrai les maximes ordinaires pour le choix des Fontaines, & la doze de ces Eaux ; & ce ſeront les circonſtances des maladies, & la varieté des temperamens qui me feront prendre mon parti dans l'occasion.

Au reste, si mes conseils ne suffisent pas, les malades pourront se faire aider du secours des plus habiles Medecins, ils se trouvent dans nôtre College, & c'est un des avantages que la proximité de Roüen donne aux Eaux de S. Paul, au dessus des autres Eaux de pareille nature qui sont dans cette Province. Cette Ville possede encore des Chirurgiens & des Apoticaires sur la capacité & fidelité desquels on peut compter; les maisons & les appartemens les plus logeables y sont communs. Le choix des plus sains & des plus délicats alimens necessaires au regime de vivre y est facile, & à juste prix. Les voitures de toutes les façons y arrivent tous les jours, & de toutes parts: tant de commoditez & de bonnes Eaux ferrugineuses bien éprouvées par l'art & par les corps sont à considerer, Monsieur; ne meriteront-elles point vôtre approbation ?

Je crois être obligé de vous representer que j'ai fait les essais des Eaux de Forges, & que je les ai conferées avec celles de S. Paul, & j'ai trouvé qu'elles sont toutes de nature ferrugineuse : rien ne pourroit m'obliger à ne pas m'expliquer fidelement & sincerement devant une personne aussi respectable que vous me le serez toûjours, Monsieur ; mais il sera connu à quiconque voudra tenter les mêmes épreuves, que vous avez à S. Paul la premiere Fontaine, qui est de moitié plus chargée du mineral que la Cardinale de Forges ; celle-ci n'est que comme la seconde de S. Paul, & vôtre troisiéme paroît tenir le milieu entre la Cardinale & la Royale ; pour vôtre quatriéme Fontaine, elle est à peu près pareille à cette derniere, & encore un peu plus forte, & par consequent plus passante & plus legere à l'estomach.

Quant à la ſituation du terroir & des baſſins, Forges n'eſt pas comparable à S. Paul. Le terroir de Forges eſt très-marécageux & plein de foſſes, où l'eau cuvant dans les grandes pluyes penetre ces terres, ſe mêle avec les Eaux minerales ; & c'eſt un défaut qui n'arrive que trop ſouvent, quand les pluyes ſont grandes ou frequentes. C'eſt auſſi ce qui empêche les Bûveurs de prendre ces Eaux quelquefois pendant pluſieurs jours. Les baſſins de Forges ſont à couvert & à l'abri du Soleil, qui ne peut ſi bien purifier ces Eaux ; au lieu qu'à S. Paul, c'eſt une fort grande & haute montagne pierreuſe, impenetrable aux pluyes les plus fortes qui couvre la miniere, & les canaux ſoûterrains qui conduiſent leurs eaux dans des baſſins les plus beaux & les plus commodes qu'on puiſſe ſouhaiter, & pour leur ſtructure dont la ſaillie eſt en dehors, & pour leur expoſition au plein Soleil. On y puiſe l'eau à la ſortie immediate des entrailles de la terre, & telle que la nature l'a toûjours conduite par ses canaux naturels. Ce n'est pas la même chose à Forges, M. Larouviere convient lui-même dans la seconde & la troisiéme page de son Traité des Eaux de Forges, que *les trois Fontaines dont on boit aujourd'hui n'avoient autrefois qu'une même issuë que l'on nommoit la Fontaine de Jouvence, située à quelque distance de l'endroit où elles sont à present. Les premiers qui en remarquerent quelques effets considerables, jugerent à propos de faire creuser dans les terres pour en découvrir les sources & les origines; & ayant reconnu qu'elles sortoient de trois endroits differens, elles furent separées en trois, & renfermées dans une cave découverte qui a environ cinq pieds de profondeur, onze pieds & demi de large, & vingt-un pieds & demi de long.* Il n'est personne qui ne convienne que le travail qu'on a fait en changeant le lit naturel de ces Fontaines pour les partager ne leur ait fait tort, & qu'elles vaudroient encore mieux qu'elles ne valent, si on leur avoit laissé les canaux que la nature leur avoit formé.

Ma derniere reflexion m'embarrasse, Monsieur, je me souviens de vôtre talent singulier à parler & à écrire également bien & juste; c'est pourquoi je rougis de vous écrire si au long, & de vous dire si peu de chose.

Je vous demande cependant la liberté de vous informer de ce que j'observerai dans les années suivantes, & j'espere qu'il ne vous restera nul doute sur la nature, les qualitez, & les effets des Eaux minerade S. Paul. Il ne leur manque que de n'être pas encore assez connuës des grands Seigneurs. Vous êtes en place pour leur rendre justice; il arrivera aussi que l'utilité que la France en doit retirer par vôtre moyen, vous meritera ses applaudissemens

& ses vœux, afin que vous joüissiez d'une longue vie, & de la gloire de lui conserver son Roy & ses Sujets. J'ai l'honneur d'être avec tout le respect,

MONSIEUR,

Vôtre très-humble & très-obéissant Serviteur, ESTARD.

A Roüen, ce 1. Mars 1717.

APPROBATION de M. Poirier premier Medecin du Roy.

NOus Conſeiller ordinaire du Roy dans ſes Conſeils d'Etat & Privé, Premier Medecin de Sa Majeſté, & Surintendant General des Eaux, Bains & Fontaines minerales & medecinales du Royaume ; ayant lû avec attention une Diſſertation faite par M. MICHEL ESTARD Conſeiller Medecin du Roy, aggregé au College de Meſſieurs les Medecins de Roüen, ſur la nature & les proprietez des Eaux minerales & medecinales de Roüen, jugeons que l'impreſſion en ſera utile au Public. Fait au Château des Tuilleries, le 5. de May 1717. Signé, POIRIER.

Autre Approbation.

JE ſouſſigné Docteur Regent de la Faculté de Medecine en l'Univerſité de Paris, certifie avoir été aſſemblé chez feu M. de la Carliere, Docteur de ladite Faculté, pour être preſent avec pluſieurs de mes Confreres à l'analyſe des Eaux minerales de Roüen ; & après en avoir fait des experiences réiterées en differens tems, il m'a paru par la teinture de violet pourpré qu'elles donnent par l'infuſion de la noix de galles, la ſaveur qu'elles impriment à la langue de roüilleure de fer, & leur goût ſtiptique & vitriolé qu'elles ſont ferrugineuſes. Les principes des mineraux qui dominent dans les Eaux de ces quatre Fontaines, ſont plus puiſſans dans les unes que dans les autres ; car dans celles que l'on nomme la Dorée & la Saint Paul, le vitriol de Mars s'y trouve en plus grande quantité que dans la Celeſte & l'Argentée ; ce qui nous fait juger que les premieres étant de la même nature que celles de Forges, à un degré cependant ſuperieur (puis qu'on a remarqué qu'étant tranſportées ici les unes & les autres dans le même eſpace de tems ; elles donnent une teinture plus forte) conviennent parfaitement dans toutes les maladies d'obſtructions, meſme les plus invererées ; & que les deux autres étant moins chargées de parties vitrioliques, peuvent être d'uſage dans les intemperies du ſang & des viſceres ; ainſi on ne peut pas douter qu'elles ne ſoient d'une très-grande utilité pour le Public, en foi de quoi j'ai ſigné le preſent certificat. Fait à Paris, ce 24. Juin 1716. *Signé*, J. FOURNEAU, D. M. P.

Autre Approbation.

JE ſouſſigné Docteur Regent de la Faculté de Medecine dans l'Univerſité de Paris, certifie avoir fait chez défunt M. de la Carliere, en preſence d'autres de mes Confreres, differentes experiences ſur les Eaux minerales de S. Paul de Roüen, & j'ai trouvé que leur nature eſt ſemblable & analogue à celles de Forges puiſqu'elles ſont ferrées, dont le vitriol eſt plus abondant dans celle appellée la Dorée, que l'on peut employer dans les même cas & les mêmes maladies que la Cardinale de Forges, & l'ayant fait prendre à une Demoiſelle de

Roüen, attaquée des obstructions inveterées après les remedes generaux, elle a fort bien réussi. Les trois autres Fontaines qui sont sur le même lieu nous ont paru moins fortes & moins chargées de parties vitrioliques, excepté celle nommée la S. Paul qui approche de la Dorée, les deux autres sont plus foibles en differens degrez, mais peuvent avoir leurs usages ; en foi de quoi j'ai donné le present certificat. A Paris, ce 25. Juin 1716. Signé, AZEVEDO.

Autre Approbation.

NOus soussignez Docteurs Regents, anciens Doyens de la Faculté de Medecine de Paris, certifions en consequence des examens que nous avons fait des Eaux minerales de Saint Paul qui sont dans un Fauxbourg de Roüen, que ces Eaux sont impregnées d'un Mars que la nature y a temperé de maniere, qu'outre qu'elle les a rendus semblables en vertu à d'autres Eaux que l'usage a rendus celebres ; elles participent de ce mineral dans une si juste proportion, qu'il est à présumer que les cures singulieres qu'elles procurent tous les jours, sont de sûrs garants de celles qu'elles procureront, quand on leur aura accordé la confiance qu'elles meritent. A Paris, ce 14. Août 1716. Signé, HECQUET & AFFORTY.

Autre Approbation.

JE soussigné Docteur Regent en Medecine de l'Université de Paris, certifie avoir une longue experience des bons effets des Eaux de S. Paul dans un des Fauxbourgs de la ville de

Roüen. Leur force metallique est ferrugineuse, ayant un grand rapport à la nature de celles de Forges, mais fort superieures à ces dernieres par la force de leur mine qui les rend plus propres au transport & dans la durée de leur vertu loin de leur source. Toutes les épreuves que j'en ai faites dans les diverses maladies où je les ai employées, m'ont paru plus sûres que les analyses chymiques qui détruisent fort souvent les mixtes, en en tirant d'autres de nouvelle espece qui n'entroient point dans la premiere composition sous la forme qu'on leur donne par la torture du feu. J'espere donc que l'établissement du commerce de ces Eaux nous pourra être très-utile à Paris, tant qu'on sera exact & fidelle dans leur transport & leur distribution. A Paris, ce 22. Mars 1717. Signé, J. B. FERMELHUIS.

Permis d'imprimer. A Roüen, ce 25. May 1717. Signé, BUSQUET.

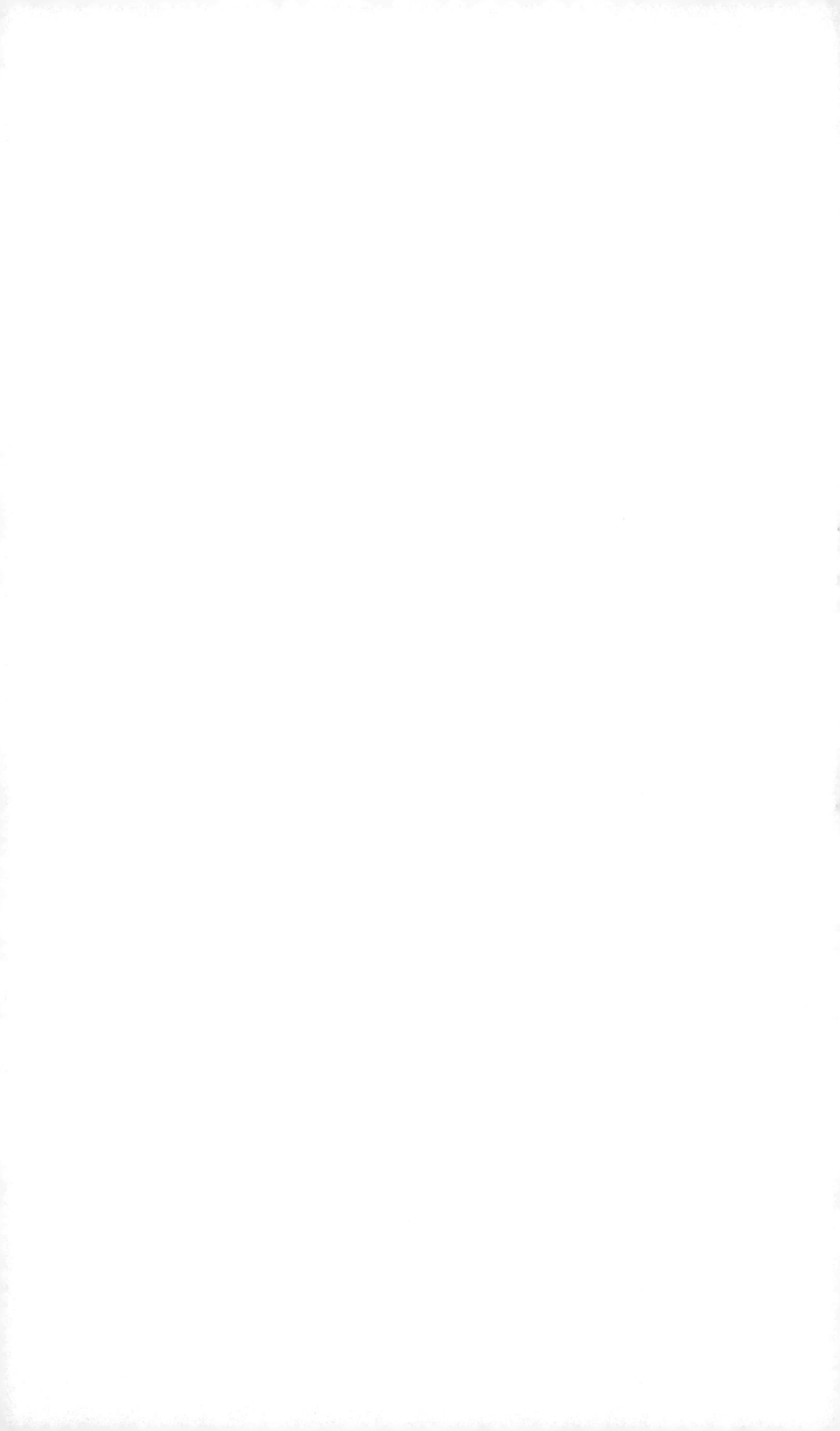

www.ingramcontent.com/pod-product-compliance
Ingram Content Group UK Ltd.
Pitfield, Milton Keynes, MK11 3LW, UK
UKHW020934180726
13838UKWH00002B/938

9 782329 37528